輕鬆活到 100 歲

想

就跟著這樣做

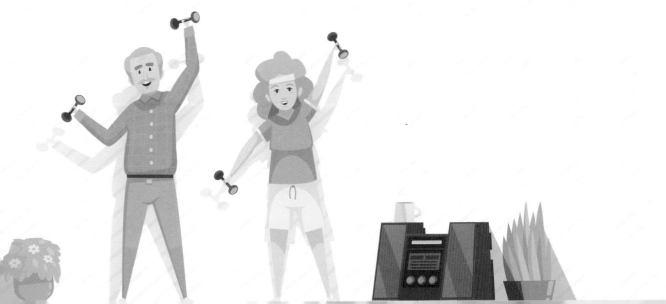

人若是想要長壽命，生活習慣要做到，每天每次要出門都要注意路上的安全、平安的問題，不管是走路或是開車還是騎車，都要看前面、左、右有沒有車子過來，該閃就閃才能平安回家，遵守交通規則是比較安全的辦法。

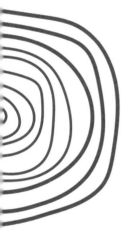

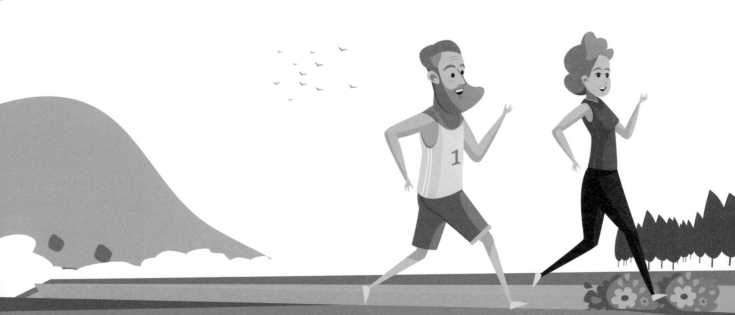

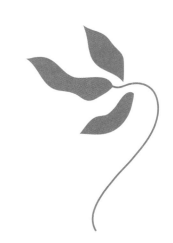

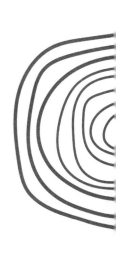

不管你是開車或是騎車，都不要超速是比較平安的方法。記取別人的教訓、謹慎自己。10 次車禍 9 次快，讓自己快樂出門平安回家。因為每天的新聞都有車禍的消息。

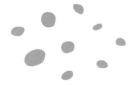

接下來講吃的事情、平安、健康
俗話説：民以食為天，吃是很重
要的事，絕不容許大意了事，吃
壞肚子就麻煩了，嚴重的會死。
時常有聽説有人食物中毒，救不
活。他是吃什麼造成的？就是太
大意不小心造成的。

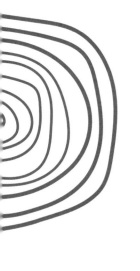

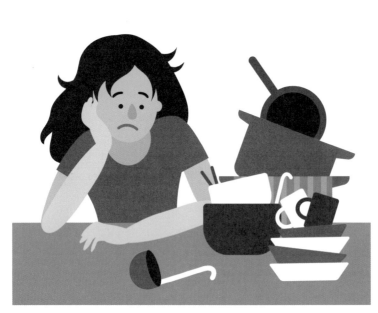

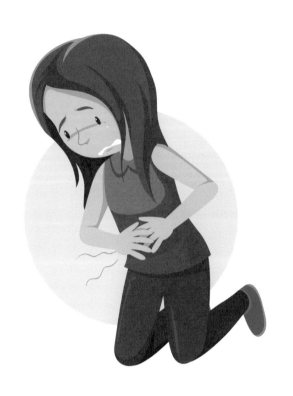

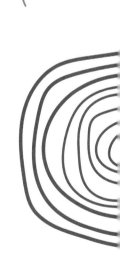

要吃之前先看食物壞了沒有，不要
吃有問題、有害身體健康的食品，
要吃有益健康的食物，才有較長的
生命。試算一下你今年幾歲，所以
要注意吃會增加壽命的食物才好，
加油！

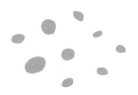

疲勞不是什麼大病，也輕忽不得，也要消除疲勞才不會累成重病。我提供一個有效的辦法給有需要的人用，請大家告訴大家。

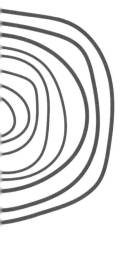
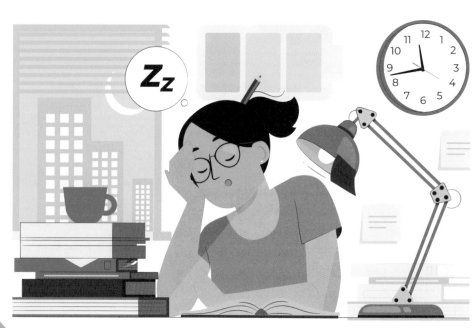

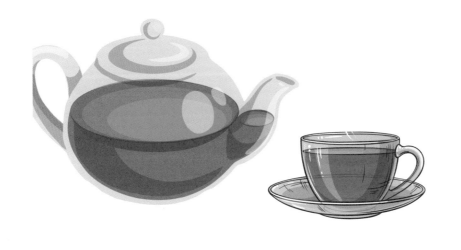

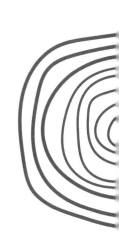

新鮮檸檬 1 粒，切成兩半榨汁加
270 毫升的水，再加適量的糖。再
泡 300 毫升的紅茶，混和在一起。
一次喝 300 毫升，會快速消除疲
勞，恢復精神。

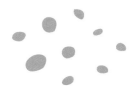

身體有病就快去看醫生不要拖時間，才不會拖成重病。要配合醫生的治療，一直到治好病，才有健康的身體，享受好的生活，或是說才有比較好競爭力去賺錢。

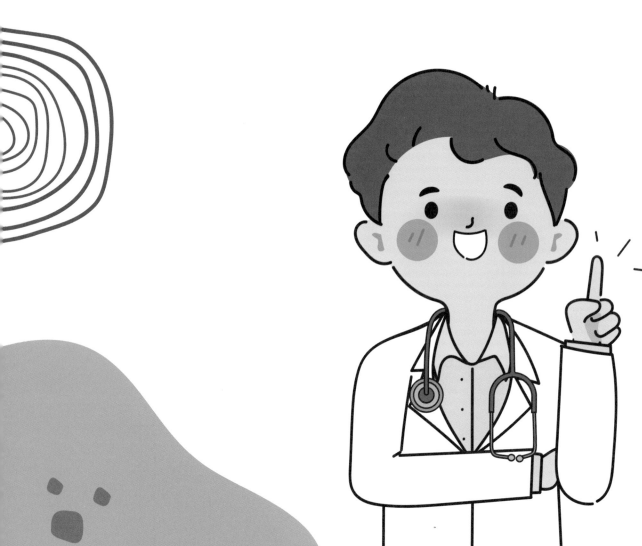

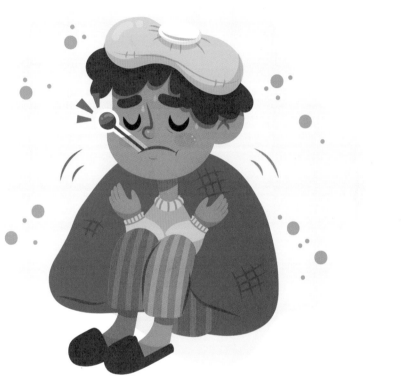

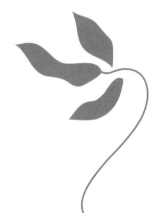

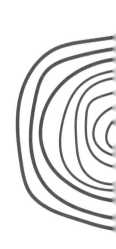

就算只是感冒，也要治好，才有
健康的身體，要賺錢比較不會累。
若要去旅遊才會方便，心情也比
較好，生命比較長。想要長壽命，
這樣做就對了。

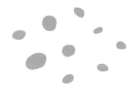

生命要長，生活要有規律，
要守法、早睡早起的習慣，
身體會健康。
不要做犯法的事，才能安心過日。
不要和人結仇，凡事和平為主，才
有長命百歲。

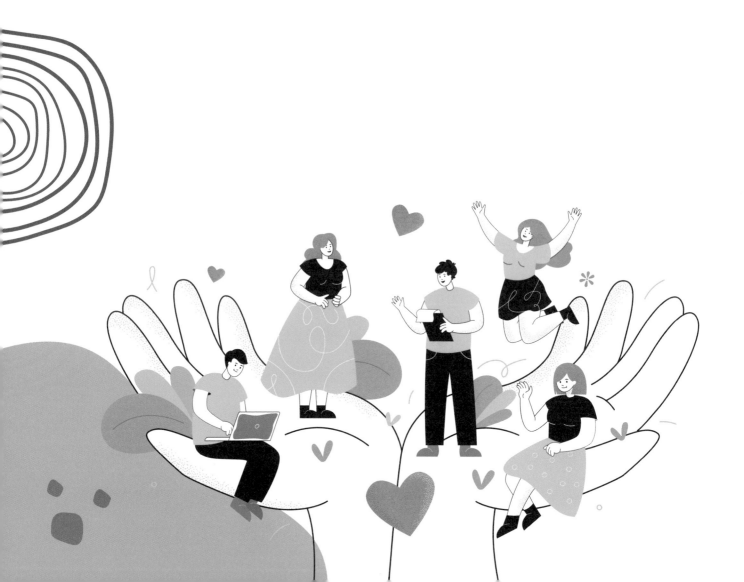

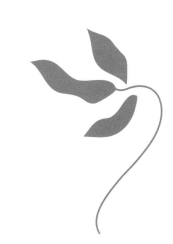

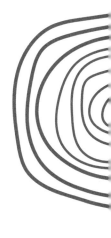

做人處事要以和為貴。

對事要樂觀。有助於好心情，凡事要客觀一點，就沒有多餘的煩惱。人若是犯法，日子就難過，生命就難測。

以上每一句話都有助於長壽命的言論。

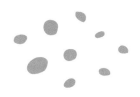

當你在走路時候，發現腳軟無力的感覺，不方便走路，先想一下，你吃飯了沒？確定有吃飯。好，接下來做一個動作，先走到路邊，不會被撞到的地方。

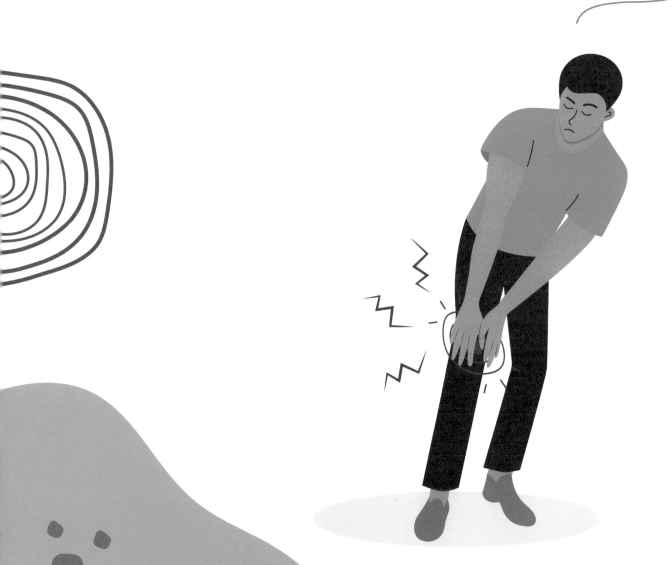

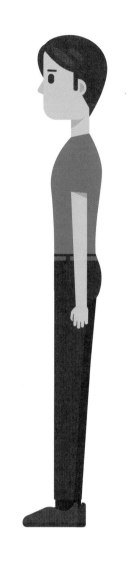

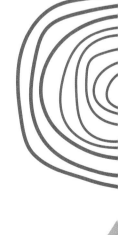

接下來，雙腳併齊用力站直。三分鐘，不要想別的事，只想我要我的雙腳，有力可以走路，看一下三分鐘到了沒，三分鐘到了，一腳踢二下，雙腳共四下，踢完就開始走路。每天三次就好，記得吃鈣質很重要。

人生在世想要穩定沒煩惱的
生活就是不賭博，常言道：
10 個賭博 9 個輸，嚴重的輸
到沒有飯吃。這種的人生是失
敗的。人應該活的精彩、高
興。才是成功的好榜樣。壽命
才會長。

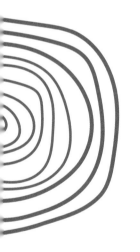

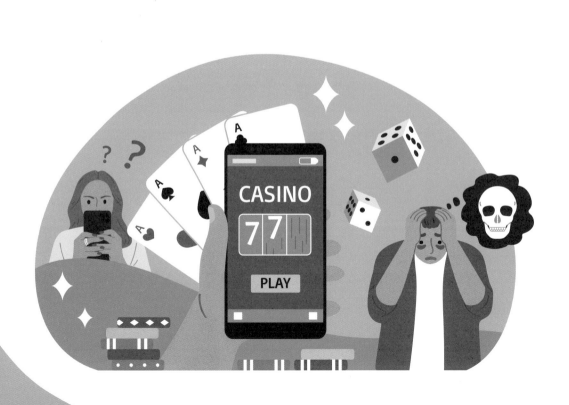

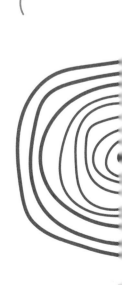

彩色的人生是最好的。
有自己的房子、車子、孫子最好。
想要有彩色的人生，就是不賭博，
愛賭的有句話，就是人常說仙賺都
不快活。愛賭的人生命都是比較
短。不賭、不吸毒才有長壽命。

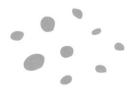

長壽命的生活，少不了運動，這一項有句名言，要活就要動，每天都要運動 2 小時以上，保持有活力有精神很重要，多走路也是很好。跳舞也很好。

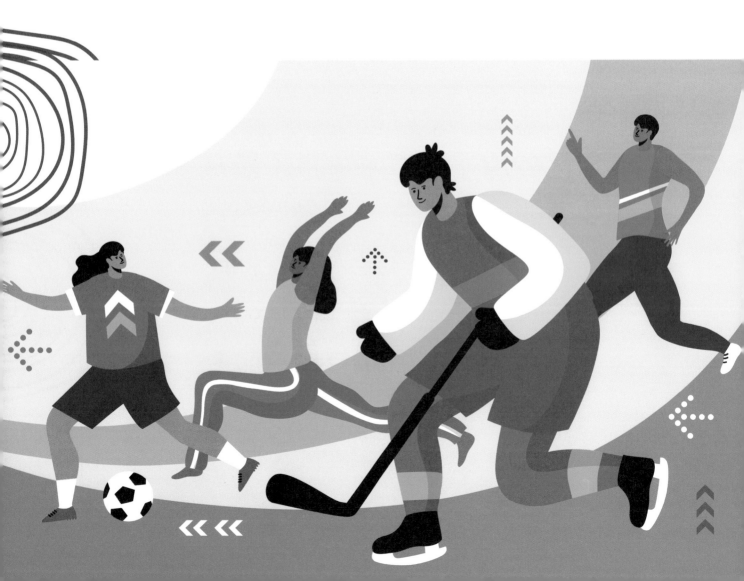

打球運動也不錯，跑步運動也很好。做體操也可以很好，慢跑 10 分鐘也很棒，以上各種運動保持活力對長壽命是有幫助。

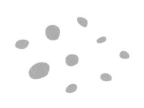

想要活久一點，生命要長一點，就是不能做流氓、也不要加入幫派。因為流氓、幫派時常會打架、搶地盤、愛講氣魄、論英雄、敢打、不怕死的話。

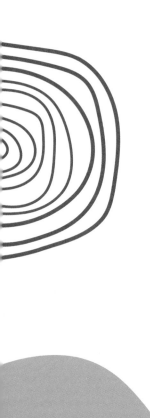

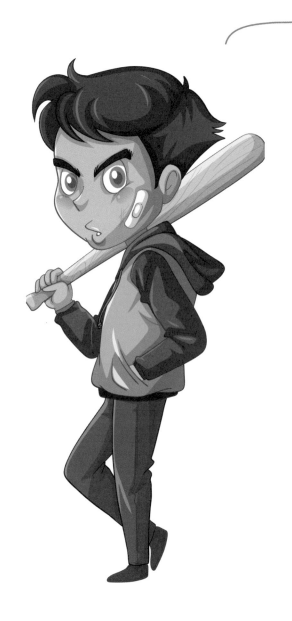

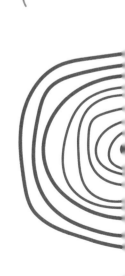

也常常説死了，20 年後又是一條好漢，那種生活習慣是不好的。生命也較難測，很難有長壽命。想要有長壽命就是不要做流氓。安份過日子比較好。

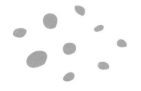

身體虛弱的人，需要多做運動，同時補充水份，適量就好，就會有比較健康的身體。再補充適量的營養，體力會比較好，生活就會方便，不需要別人的幫助。

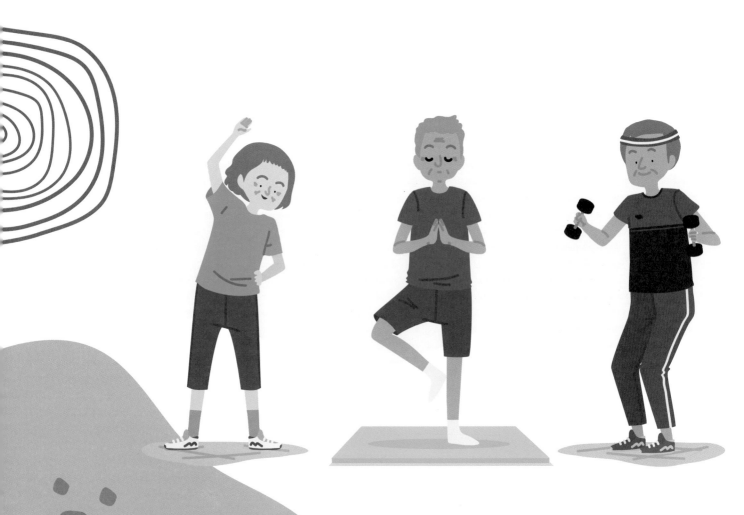

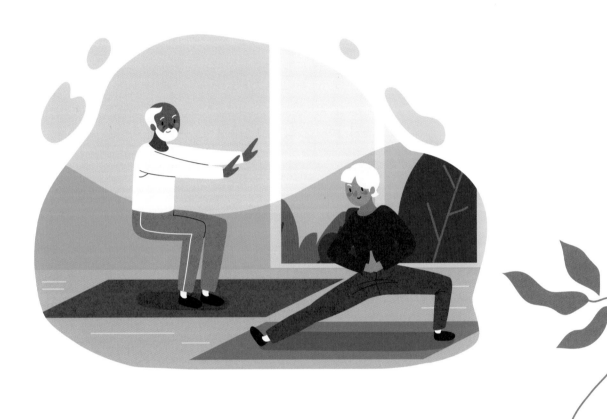

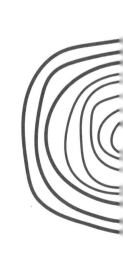

假如你是 56 歲以上的人，應該多做一些預防退化性的病。也需足夠的營養和鈣質的補充。也要多運動，做一些會靈活手、腳的運動，每天都要做這些事，就有長壽命。方便的生活。

常聽人説，人要活到老學到老。這裡所説是長壽命的方法。從吃到行都要注意安全與平安的問題，才有長壽命。有危險、風險的事都要避免。才有長命百歲，進一步活到 120 歲。

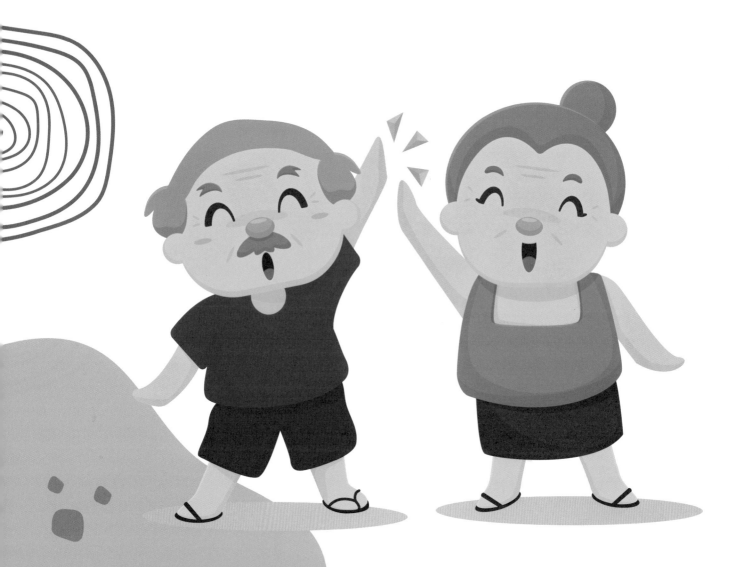

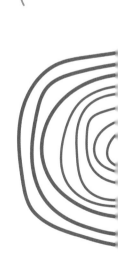

再說衛生要顧好，食物要新鮮，
沒有污染才有安全，才不會食物
中毒。不要暴飲暴食才不會傷身
體。就有機會活到百歲以上的長
壽命。甚至到 120 歲。

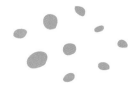

想要長壽命，就是不吸毒、因為吸毒會傷害身體很大，也會害自己懶惰，不想做事，只會花錢。會給人壞印象，親戚、朋友不敢和你往來。日子會越來越難過。生命就沒有長壽命。

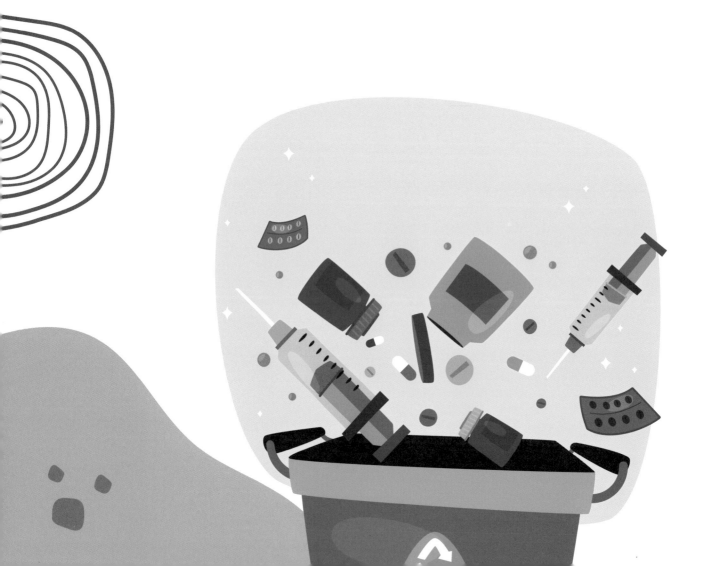

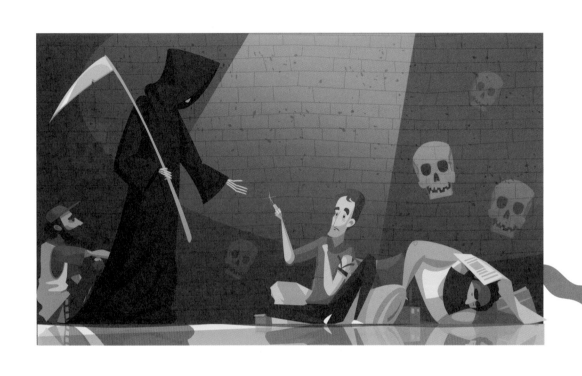

吸毒的日子，心情不會好，比較會生病。就沒有長壽命的機會。所以說不要吸毒才有美好的日子、快樂的日子，就會受人歡迎。受人尊重有無限的好日子及長壽命。

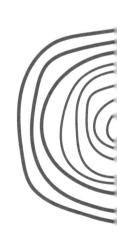

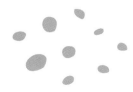

上班族在上班時間內，如果有危險性的工作，應做好保護身體安全事項，以免發生意外受傷，造成殘廢或死亡，也要避免過度勞累致死。該休息就休息，才有長壽命。

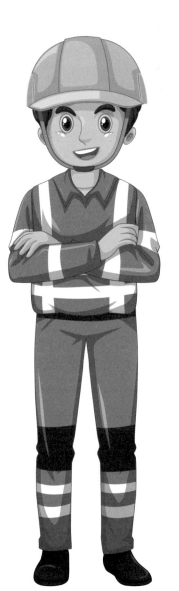

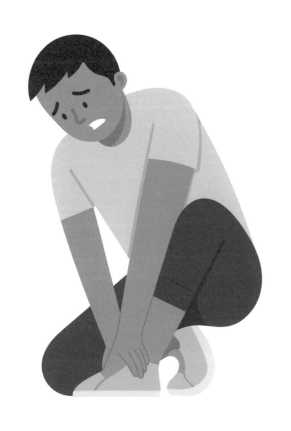

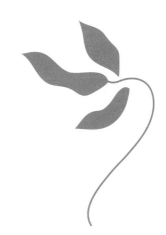

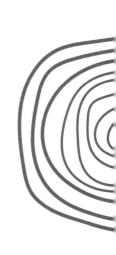

運動講起來簡單。做起來也簡單，就是不能大意，以免發生運動傷害。如果運動過度，時間太長造成肌肉、筋肉酸痛，就喝一杯 300 毫升的檸檬紅茶，很快就好了，前幾頁有講如何做檸檬紅茶。

人的心情不好的時候，就做一些娛樂的事，給你的心情好起來，娛樂是因人而異的事，有的人陪伴小孩子玩，心情就好起來，就過著歡喜的日子。長壽命的機會就出現。

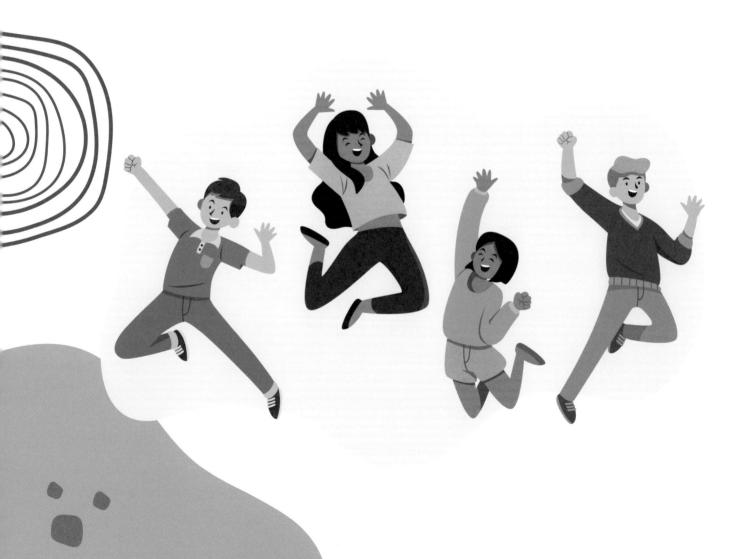

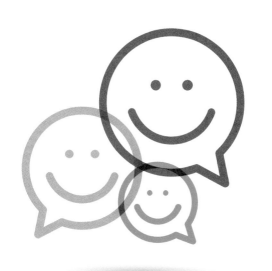

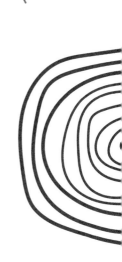

也有人愛看娛樂性的電視節目，心情就好起來。凡是能給你歡喜就好了，若是愛跳舞的人，跳跳舞就好了。不管做那一項娛樂，只要歡喜就好了，就有長壽命的日子。

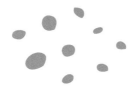

俗語說人活著是因為有一口氣在，人若無氣就是死了。其實氣是練就有。氣少、氣短就是要練就有。早、晚各一次就可以了。大約每次 10 分鐘就好。

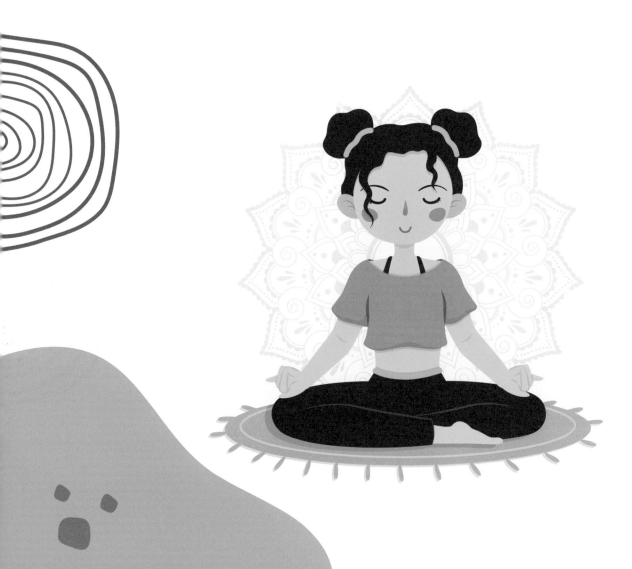

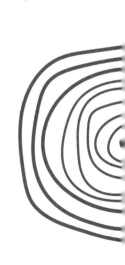

練就對了，練氣先吸氣，吸到肚臍，才慢慢吐氣出來，一吸氣一吐氣，每天早、晚各一次，很簡單，不難做。
也要補充適量的營養，這樣做就能長壽命。

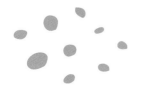

當你有疲勞的感覺，有另外一種方法，可以消除疲勞現象，先就地坐下，然後閉上眼睛不要想別的事

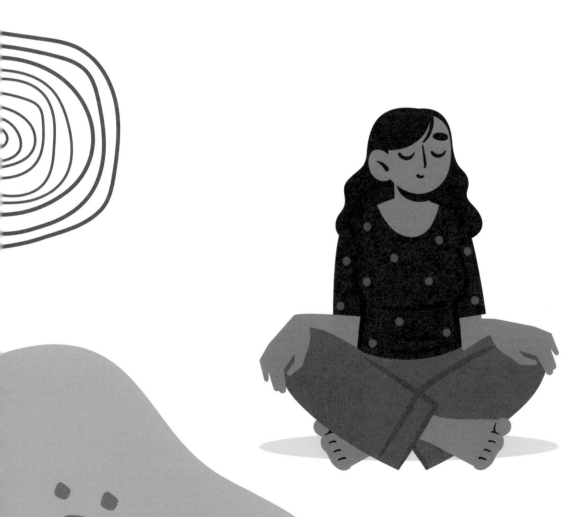

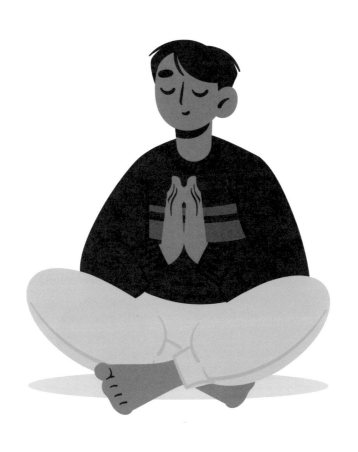

呼吸自然就好，安心靜坐 10 分鐘就可以，這樣就不會累成病。有空就去補充營養，這樣就會恢復體力，繼續做你要做的事。

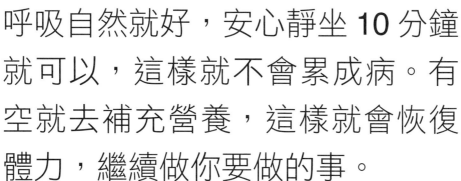
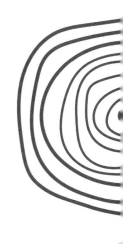
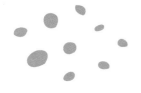

60 歲以上的人坐椅子超過 15 分鐘，要站起來的時候，會發現腰伸不直而感覺不舒服，這時候就用腳尖在原地踏 5 ～ 6 步就好了。

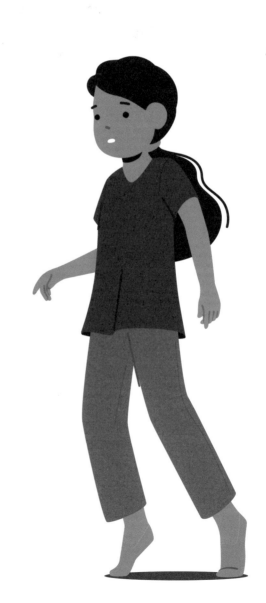

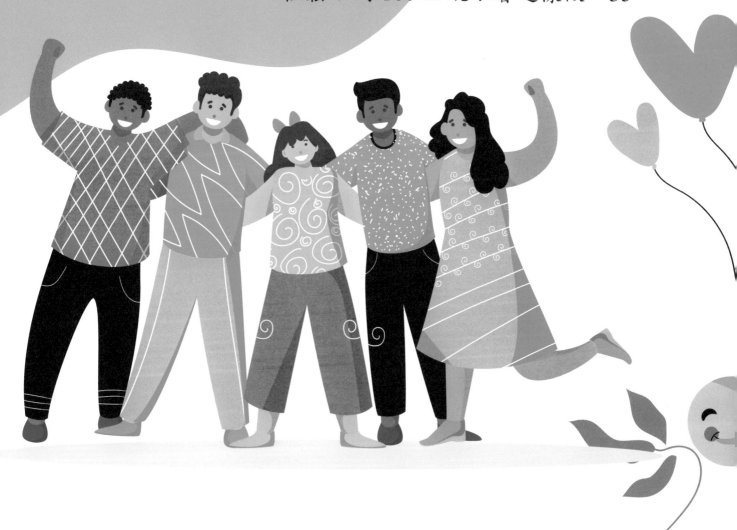

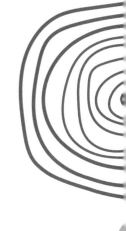

這本書的用意是要幫助想要多活幾年。活長久到滿意達到這個願望。也可以説花小錢就可以達到這個願望，你説值不值得呢？該做的都要做才有效。